ADDUCTION
DES EAUX
A ALAIS

PAR

L. DESTREMX DE SAINT-CHRISTOL

Membre du Conseil général de l'Ardèche
Lauréat de la prime d'honneur; Membre de l'Académie du Gard
Membre correspondant de la Société impériale et centrale d'agriculture de France
Vice-président de la Société littéraire et scientifique d'Alais
Etc., etc.

De l'Eau partout et pour tous.

ALAIS
LIBRAIRIE AUQUIER & CIE

80, GRAND'RUE, 80

—

1868

ADDUCTION

DES EAUX

A ALAIS

PAR

L. DESTREMX DE SAINT-CHRISTOL

Membre du Conseil général de l'Ardèche
Lauréat de la prime d'honneur; Membre de l'Académie du Gard
Membre correspondant de la Société impériale et centrale d'agriculture de France
Vice-président de la Société littéraire et scientifique d'Alais
Etc., etc.

De l'Eau partout et pour tous.

ALAIS

TYPOGRAPHIE J. MARTIN

Basse place Saint-Jean

—

1868

AVANT-PROPOS

Ce travail sur les eaux a d'abord été communiqué à la Société littéraire et scientifique d'Alais.

La Société, frappée de l'importance d'une question de laquelle dépend l'avenir et la prospérité de notre ville, décida qu'elle la mettrait en permanence à l'ordre du jour de chacune de ses séances.

Si donc ce grand et difficile problème reçoit prochainement une solution définitive, comme tout le fait espérer, la Société aura contribué à amener ce grand résultat et aura dès sa naissance bien mérité de la cité dont elle est fière de porter le nom.

Depuis la discussion de ce travail et sa publication dans les journaux de la localité, plusieurs compagnies ont fait des offres, et la concurrence aidant, ces offres sont devenues de plus en plus avantageuses.

Les prix se sont successivement abaissés, et la Municipalité n'aura plus qu'à surmonter une dernière difficulté, celle de faire le meilleur choix parmi les nombreuses propositions qui ont été soumises à son Président.

Dès le 19 septembre, l'*Aigle des Cevennes* annonçait que « M. Godfernaux venait de traiter avec une compagnie sérieuse. »

Depuis lors, M. Dumolard, de Grenoble, est venu à Alais étudier l'adduction des eaux de Latour, et il a proposé un moyen terme entre la pente adoptée par M. Tur et la mienne.

En faisant arriver les eaux à un mètre au-dessus du premier palier de l'escalier de la Maréchale, toutes les maisons du haut quartier se trouvent desservies ainsi que le chemin de fer, et la pente qui est de 7 mètres, soit un millimètre par mètre, est très-suffisante. Dans ce cas, au lieu d'un tuyau de $0^m.30$, comme je le proposais, il faudra un tuyau de $0^m.35$, ce qui élève un peu le chiffre de mon devis, qui, à cela près, est le même que celui de M. Dumolard.

Ainsi, il offre d'amener et de distribuer 40 litres par seconde au moyen d'un tuyau de $0^m.35$, pour le prix de 357,000 francs. Ce marché constituerait un forfait dans lequel tous les imprévus seraient compris et resteraient à sa charge, avec une garantie de dix ans.

Si maintenant la Ville avait envie d'une plus grande quantité d'eau, pour 382,000 francs, il en conduirait 60 litres par seconde, au moyen d'un tuyau de $0^m.40$, et enfin pour 410,000 francs, avec un conduit de $0^m.45$, il en amènerait 80 litres.

Après M. Dumolard, MM. Algoud frères, Dupuy

de Bordes et C⁴, ont fait aussi une étude longue et minutieuse des travaux à exécuter, et voici le résumé des propositions qui viennent d'être adressées à M. le Maire d'Alais: on conduirait, en suivant autant que possible le chemin de fer, toujours d'après le projet de M. Tur, au moyen d'une conduite en ciment, sauf la traversée du Gardon qui serait en fonte, un volume d'eau qui varierait depuis 35 jusqu'à 120 litres par seconde.

Avec une conduite de $0^m.51$ de diamètre intérieur, on amènerait et on distribuerait 120 litres par seconde pour 400,000 francs;

Avec une conduite de $0^m.48$, 100 litres par seconde pour 385,000 francs;

Avec une conduite de $0^m.44$, 80 litres par seconde pour 380,000 francs;

Avec une conduite de $0^m.40$, 60 litres par seconde pour 375,000 francs;

Avec une conduite de $0^m.37$, 45 litres par seconde pour 360,000 francs;

Avec une conduite de $0^m.33$, 35 litres par seconde pour 345,000 francs;

Toujours au moyen d'un forfait où tous les imprévus seraient compris, et avec une garantie de dix ans.

On demanderait 100,000 francs pendant l'exécution des travaux, et le surplus en quinze annuités.

Voilà quelles seraient les conditions principales de ces différentes soumissions.

Tout fait donc espérer que les obstacles qui

s'opposaient à l'exécution de oes grands travaux seront écartés, et que, grâcc aux hommes intelligents et éclairés qui dirigent notre cité, cette question vitale sera enfin résolue par un dernier et patriotique effort.

L. Destremx.

ADDUCTION

DES EAUX

A ALAIS

I

Toute ville qui se fonde commence par s'assurer de l'eau potable qui lui est nécessaire, mais la première condition de sa prospérité est dans l'abondance et la qualité de ses eaux.

« L'histoire nous montre à chaque page combien tous les peuples de l'univers se sont préoccupés des eaux publiques. On voit partout le luxe des fontaines suivre la marche de la civilisation, et les maîtres du monde ont gravé leur histoire sur des aqueducs impérissables. »

La ville d'Alais trouvait autrefois une eau pure et abondante dans le Gardon ; elle avait même une fontaine sur l'une de ses places ; mais depuis lors, la cité a grandi, ses besoins ont augmenté et les eaux ont perdu leur pureté ; aussi la question de l'adduction des eaux acquiert chaque jour une plus grande importance, et elle doit être l'objet des préoccupations constantes de notre municipalité, car il ne s'agit plus seulement de la prospérité de notre ville, mais de la salubrité publique.

L'industrie minière, cause principale de l'accroissement de notre cité, a peu à peu et de plus en plus déversé dans le Gardon et ses affluents des eaux chargées de substances minérales qui ont complétement altéré sa pureté.

Ces eaux ont commencé par être impropres au lavage, à l'établissement de certaines industries (la fabrication de la bière par exemple), à l'irrigation des prairies ; enfin la couche des graviers a été saturée de ces principes corrosifs, et la nappe d'eau souterraine s'est trouvée altérée, de manière que la qualité de l'eau des puits qui alimentent la plus grande partie de la population en a reçu une dangereuse influence.

Ce travail, qui se fait lentement, n'en est pas moins réel et ne peut plus être contesté ; il a atteint aujourd'hui la limite extrême, celle où la santé publique est fatalement compromise.

Une population qui boit de la mauvaise eau, qui souffre également de son peu d'abondance pour le lavage, l'assainissement des maisons et des rues, est une population qui, loin de s'augmenter par l'extension de son industrie, ne peut que diminuer par l'altération de la santé publique.

Mais si, au lieu d'être mauvaise, l'eau devient nuisible, elle donne lieu à l'apparition d'une foule de maladies et provoque des épidémies meurtrières.

« C'est en facilitant le nettoyage et l'assainissement des rues, des places et des marchés, le curage et la désinfection des égouts, dit M. le docteur Laurent Roch, dans son intéressant rapport sur les eaux ; c'est en fournissant aux particuliers, en échange d'une faible redevance, les moyens d'entretenir la propreté de leurs habitations, filatures, fabriques et ateliers ; c'est en permettant l'établissement de lavoirs publics, *dont l'adultération toujours croissante des eaux du Gardon fait entrevoir la prochaine nécessité*, qu'une abondante distribution d'eau fraiche et pure serait de nature à exercer, sur le bien-être et la santé de nos populations, la plus puissante et la plus salutaire influence ; indépendamment des services qu'elle rendrait en temps d'épidémie, ce serait un précieux moyen d'améliorer peu à peu la constitution physique des habitants, de combattre leur disposition aux scrofules, au rachitisme et à la phthisie tuberculeuse, désolantes endémies qu'on s'étonne de voir régner sous un ciel d'une proverbiale pureté, au milieu d'un pays sain par excellence, et à la production desquelles contribue si puissamment la malpropreté. Ce serait, peut-être même en ce moment, une sage précaution à prendre contre cette redoutable affection diphtéritique qui, sous la forme de croup ou angine pseudo-membraneuse, ravage depuis près de deux ans nos contrées, où elle tend malheureusement à s'acclimater. »

Ces lignes, écrites par l'un des docteurs les plus autorisés de la cité, datent de 1858; depuis lors, cette adultération des eaux n'a pas cessé de croître, et de nouvelles analyses constateraient bien certainement aujourd'hui une plus grande quantité de sulfate de fer et d'acide sulfurique.

Qu'on jette les yeux sur le Gardon et ses affluents: on verra le ruisseau de Grabieux donner passage à des eaux chargées de substances ferrugineuses et sulfureuses, qui déposent ces principes sur les cailloux calcaires de son lit ; celui de Chaudebois reçoit aussi les eaux des exploitations de pyrites; le Gardon, à la Grand'Combe, roule des eaux noires et charbonneuses qui disparaissent dans les graviers et ressortent claires plus loin, mais qui se chargent de nouvelles substances minérales à leur passage à Tamaris; enfin, c'est à Rochebelle que le Gardon reçoit les eaux les plus nuisibles : provenant de l'exploitation houillère, elles sortent chargées d'une telle quantité de sulfate de fer et d'acide sulfurique, qu'elles corrodent tout ce qu'elles rencontrent.

C'est là la principale cause de l'altération des eaux du Gardon, et comme cette année une plus grande impulsion doit être donnée aux travaux de ces mines, le mal déjà bien grand deviendra intolérable; aussi des mesures radicales doivent-elles être prises pour protéger notre population urbaine et rurale de l'immense dommage qu'elle reçoit.

C'est pour demander à l'autorité de sauvegarder nos intérêts compromis et de conjurer un véritable danger public, que je me suis décidé à prendre la plume.

Dans une question aussi importante, aussi complexe, il y a du travail pour tous. Je fais donc un appel à tous ceux qui voudront apporter leur patriotique concours, pour hâter une solution attendue depuis trop longtemps.

Nous avons ici des hommes compétents qui ont fait de ces questions une étude spéciale; M. l'ingénieur des mines Ledoux, par exemple, a donné à Privas une intéressante et utile conférence sur ce sujet, qui a eu pour effet immédiat l'adoption et l'exécution d'un projet d'adduction d'eau dans cette ville.

La municipalité pourrait en appeler à ses lumières, afin de faire faire un pas de plus à la solution de la question la plus importante pour l'avenir et la prospérité de notre cité.

II

En 1850, après avoir fait une dérivation des eaux du Gardon pour arroser 100 hectares, je ne tardai pas à m'apercevoir que les eaux rafraîchissaient seulement la plante sans la féconder, et peu après, dans les parties où le sous-sol était moins perméable, où l'eau s'égouttait plus difficilement, je recueillis du regain que les bêtes à cornes rebutaient, et des herbes d'hiver qui faisaient maigrir les animaux; depuis lors, cet effet malfaisant des eaux n'a fait que s'accroître, et chaque année le sol a reçu une plus grande saturation des principes acides apportés par l'eau.

Pour sortir de cette pénible situation, il a fallu employer les moyens extrêmes: renoncer à l'irrigation d'une partie des prairies, assainir les autres par de grands fossés d'écoulement, répandre du sel sur le sol et sur les fourrages qui entraient au grenier, faire traverser aux eaux, avant l'arrosage, des couches de chaux et de fumier.

Après dix ans de travail, je m'adressai au directeur du canal d'irrigation de Larnac, M. Duclaux-Monteil, qui était en même temps maire d'Alais, et il fut convenu qu'une action en dommages serait intentée à la Compagnie des fonderies et forges.

En ce qui concernait la Ville, l'affaire fut portée devant le Conseil municipal, qui nomma une commission pour examiner la question de savoir si l'altération des eaux du Gardon était le résultat du déversement des eaux des mines de Rochebelle, et s'il y avait lieu de se pourvoir devant les tribunaux pour faire cesser le dommage.

Le 12 août 1860, le Conseil adopta les conclusions du rapport de M. Caumel, que voici en son entier :

« Messieurs,

» La Commission chargée d'examiner les dommages occasionnés par les eaux de la mine de Rochebelle, s'est rendue sur les lieux, sous la présidence de M. le maire.

» Elle avait à répondre aux deux questions suivantes :

» 1° Les eaux de la mine contiennent-elles des substances capables de dénaturer l'eau de la rivière, au point de la rendre impropre au lavage et dangereuse pour la santé publique ?

» 2° En cas d'affirmative, faut-il intenter une action contre la Compagnie concessionnaire ?

» La Commission, après avoir parcouru une partie du lit de la rivière jusqu'à l'embouchure du canal de la mine, a reconnu que sur ce point les eaux tiennent *en dissolution du sulfate de fer et de l'acide sulfurique en si grande quantité, que rien ne résiste à leur action corrosive ;* l'absence totale de tous végétaux sur tout le parcours du canal, des blocs énormes de concrétions formées par les sels que les eaux déposent, attestent suffisamment leur mauvaise qualité. Au point où elles se joignent aux eaux limpides de la rivière, elles les troublent, les colorent, et il résulte de ce mélange un précipité d'oxyde de fer dont les traces se font remarquer à plus d'un kilomètre. La Commission s'est convaincue que ce dépôt, dont presque tout le galet est empreint, non seulement tache le linge, mais le corrode. L'eau, ainsi saturée dans une proportion considérable (évaluée à un dixième), *cesse d'être potable* et de dissoudre le savon, ce qui lui donne le double inconvénient d'être impropre au lavage et de présenter même *quelque danger pour la santé publique.*

» Votre Commission a voulu s'assurer encore si les eaux de la mine de Rochebelle étaient la cause du dommage, et si d'autres exploitations voisines n'y contribuaient pas en faisant arriver leurs eaux jusqu'à la rivière. En remontant au-dessus de l'embouchure du canal, la Commission a pu constater qu'en amont les eaux sont d'une extrême limpidité, et que le ruisseau de Chaudebois, à sec une grande partie de l'année, ne présente aucune trace d'eau minérale.

» Quant à la deuxième question, à savoir s'il convient d'intenter une action contre la Compagnie, la Commission fera remarquer que jusqu'à présent, la Compagnie n'a tenu aucun compte des plaintes qui sont arrivées jusqu'à elle. Se croit-elle dans son droit? Craint-elle, en exécutant quelques travaux, de se reconnaître responsable? Ou bien y a-t-il impossibilité matérielle de remédier à ce grave inconvénient? Nous ne le pensons pas. Quoiqu'il ne soit pas dans notre mandat d'indiquer à la Compagnie les moyens qu'elle pourrait employer, il nous semble qu'il y aurait possibilité pour elle de prévenir l'écoulement des eaux de ses mines dans le Gardon, soit par l'infiltration ou l'évaporation, en les dirigeant dans de vastes puisards ou réservoirs, soit en les neutralisant au moyen de certains agents.

» Vu les considérations qui précèdent, votre Commission, après en avoir délibéré, a été d'avis, à l'unanimité, qu'en présence des plaintes nombreuses et réitérées des habitants, et d'une situation qu'il n'est plus possible de tolérer, il importait de savoir d'une manière définitive à qui incombe la responsabilité du dommage. Elle pense que les tribunaux seuls peuvent décider la question.

» En conséquence, votre Commission a l'honneur de vous proposer de se pourvoir devant le Conseil de préfecture à l'effet d'obtenir l'autorisation d'introduire une action judiciaire contre la Compagnie en cessation du dommage, après que M. le Maire aura fait une dernière tentative auprès d'elle pour qu'elle prenne volontairement les mesures propres à assurer ce résultat. »

Le préfet répondit par le refus d'autorisation de plaider et prit l'arrêté suivant :

Mines de Rochebelle. — Eaux déversant dans le Gardon.

Nîmes, 24 avril 1862.

Le Préfet du Gard, vu les délibérations par lesquelles le Conseil municipal d'Alais s'est plaint de ce que les eaux de la mine de houille de Rochebelle sont déversées dans le Gardon et rendent les eaux de cette rivière impropres au lavage du linge, en même temps qu'elles compromettent la santé publique :

Vu, avec le plan annexé, les rapports des ingénieurs des mines, en date des 10 juin et 5 juillet 1861, sur les mesures à prendre par la Compagnie des mines pour obvier à la majeure partie des inconvénients signalés ;

Vu les observations du Directeur de la Compagnie des forges et fonderies d'Alais exploitante des mines de Rochebelle :

Vu le rapport des ingénieurs des mines en date des 31 mars et 2 avril 1862 :

Vu la loi du 21 avril 1810, le décret du 5 janvier 1813, la loi du 27 avril 1838, l'ordonnance du 26 mars 1843 et la circulaire du 10 mai suivant ;

Arrête :

Art. 1er. La Compagnie des fonderies et forges d'Alais, exploitante des mines de houille de Rochebelle, est mise en demeure de détourner les eaux de ses mines, de manière à empêcher le mélange direct et immédiat de ces eaux avec celles du Gardon. A cet effet, elle est tenue, pendant la durée de l'étiage, de dévier la rigole d'écoulement, de la faire déverser au milieu du gravier sec, convenablement disposé en bassin de dépôt et d'évaporation.

Art. 2. Ladite Compagnie sera également tenue d'entretenir ledit bassin en état de service, et d'exécuter les remaniements de graviers nécessaires pour cet objet.

Art. 3. Les droits des tiers demeurent réservés.

Art. 4. Faute par la Compagnie d'exploitation des mines de houille de Rochebelle de s'être conformée aux dispositions du présent arrêté dans le délai de trois mois à partir de sa notification, il sera pris contre elle les mesures qu'il appartiendra.

Art. 5. M. l'ingénieur en chef des mines est chargé de surveiller l'exécution du présent arrêté.

POUR EXPÉDITION,   *Le Préfet du Gard,*

Le Secrétaire général,   Signé : DULIMBERT.

Signé : JORET DES CLOSIÈRES.

La Compagnie des fonderies et forges, reconnaissant que la demande de la ville était fondée, prit ses mesures pour se conformer à l'arrêté préfectoral, et une demande d'autorisation pour occupation temporaire des graviers fut faite au préfet, qui prit l'année d'après l'arrêté qui suit :

Occupation des terrains.

Nimes, 14 juin 1863.

Le Préfet du Gard,

Vu l'arrêté préfectoral du 24 avril 1862, qui a invité la Compagnie des fonderies et forges d'Alais, exploitante des mines de houille de Rochebelle, à exécuter les travaux nécessaires pour empêcher que les eaux de ces mines soient déversées directement dans le Gardon;

Vu, avec le plan annexé, la pétition du 20 mai dernier, par laquelle M. Marcillac, au nom de cette Compagnie, demande l'autorisation d'occuper deux parcelles de terrain en nature de graviers pour l'exécution des travaux prescrits par l'arrêté susvisé;

Vu le rapport des ingénieurs des mines, en date des 4 et 9 de ce mois;

Vu la loi du 21 avril 1810, et notamment les articles 43 et 44;

Arrête :

Art. 1er. La Compagnie des fonderies et forges d'Alais, exploitante des mines de houille de Rochebelle, est autorisée à occuper immédiatement, pour être affectées aux travaux prescrits par l'arrêté du 24 avril 1862 susvisé, deux parcelles de terrain situées dans la commune d'Alais, entre la berge actuelle et la limite actuelle du Gardon.

Ces parcelles sont teintées en rose sur les plans annexés au présent arrêté et sont désignées comme devant appartenir :

1° La parcelle XVU, n° 870, section E, d'une superficie de 7 ares 85 centiares environ, à Mme Roux née Arsac ;

2° La parcelle VUZY, n° 867, section E, d'une superficie de 16 ares 91 centiares environ, à M. Edouard Bonnal.

Art. 2. Les permissionnaires payeront aux propriétaires du sol les indemnités prévues par les articles 43 et 44 de la loi du 21 avril 1810.

Art. 3. Les droits des tiers sont réservés.

Art. 4. Expédition du présent arrêté sera adressée à M. l'ingénieur en chef des mines.

Pour le Préfet du Gard empêché,

Le Secrétaire général délégué,

POUR EXPÉDITION :   Signé : JORET DES CLOSIÈRES.

Le Secrétaire général,

JORET DES CLOSIÈRES, signé.   POUR COPIE CONFORME :

Le Maire d'Alais,

DUCLAUX-MONTEIL.

Malheureusement, cet arrêté est resté sans exécution, et la ville et la campagne ont continué à souffrir d'un état de choses qui, loin de rester stationnaire, s'est toujours aggravé.

En prévision des nouveaux travaux qu'on se propose d'exécuter à Rochebelle, j'ai demandé l'exécution pleine et entière du précédent arrêté, mais je crains qu'il ne soit insuffisant ; le filtrage ne pouvant retenir que les matières qui sont en suspension dans l'eau, il faudrait recourir à l'emploi de réactifs chimiques pour détruire ou décomposer les autres substances nuisibles.

Pourquoi ne pas retenir l'eau, comme à Salindres, dans de grands bassins, jusqu'aux premières crues? Pourquoi ne pas conduire les eaux nuisibles dans un canal séparé de la rivière?

Les moyens d'évaporation, d'épuration à travers des couches de chaux pourraient peut-être réussir.

La chimie offre certainement de grandes ressources, et c'est à la Compagnie responsable à prendre les mesures convenables pour atténuer le mal que causent ses eaux.

D'après M. Dupont, ingénieur en chef des mines, la responsabilité des concessionnaires est évidente en pareil cas.

De même que les travaux de mines, par suite des mouvements du sol qu'ils occasionnent, font disparaître des sources qui surgissaient à la surface, de même, les galeries de mines donnent souvent lieu à des sources nouvelles qui déversent sur les fonds inférieurs des eaux provenant des excavations souterraines. Ces eaux sont quelquefois salines ou mêlées de substances étrangères qui les rendent nuisibles à la végétation, et dans ce cas, le propriétaire des fonds inférieurs a une indemnité pour le dommage souffert en vertu du motif exposé tout à l'heure; dans ce cas particulier, les tribunaux peuvent ordonner d'établir des fossés ou autres ouvrages pour empêcher ce déversement des eaux.

Le mal étant constaté, le remède est naturellement indiqué, mais il est seulement difficile à mettre à exécution.

Pour la campagne, il suffit d'obtenir des moyens efficaces d'épuration.

Pour la ville, il s'agit de conduire dans son enceinte des eaux saines et abondantes. Nous voici donc amenés à traiter cette antique question de l'adduction des eaux à Alais.

III

En 1629, le vieil Alais, plus avancé que nous ne le sommes aujourd'hui, avait une fontaine sur la place du marché, alimentée par les eaux de Russeau.

En 1725, Mgr d'Avéjan fit faire des études pour amener cette fontaine à Alais, puis on pensa à la fontaine des Fons; plus tard on eut l'idée de dévier le Gardon; on chercha à le faire passer à Chantilly pour donner des eaux et pour préserver la ville des inondations.

On étudia aussi, mais sans résultat, les différents moteurs tels que l'eau et le vent.

En 1832, on pensa à la source de Saint-Privat.

En 1841, on voulut conduire les eaux du Gardon, de Latour à la place Saint-Sébastien, en suivant le chemin de fer.

En 1842, on fit monter sur la Maréchale les eaux d'un puits situé place Berthole, et un beau jet d'eau donna de la fraîcheur à cette place, rendez-vous des promeneurs pendant les chaudes soirées d'été.

En 1846, M. Jules Teissier veut élever 150 pouces d'eau du Gardon jusqu'à la place de l'Hôtel-de-Ville. Peu après, un industriel de Lyon propose de transformer le moulin neuf en fabrique de tissus de soie et d'élever 33 litres par 24 heures et par habitant.

En 1857, M. Caucanas propose de se charger de faire arriver du moulin neuf, sur divers points assez élevés pour la distribution, un million de litres d'eau filtrée par 24 heures, et demande en échange une annuité de 15,000 francs pendant 50 ans.

Le même ingénieur propose aussi, au nom d'une Compagnie, de dériver sur la rive droite du Gardon, jusqu'au faubourg de Rochebelle, 19 litres par seconde avec un acqueduc qui pourrait au besoin en contenir 60, moyennant 50 annuités de 20,000 francs plus 6,000 francs pour chaque 6 litres de supplément.

Le 20 mai 1857, M. Tur adresse au Conseil municipal un avant-projet pour conduire en suivant la rive gauche, les eaux de Latour au moyen d'un acqueduc en maçonnerie; il offre 150 litres d'eau par seconde, soit 518 litres par habitant, par 24 heures, pour une somme de 310 à 350 mille francs.

Bientôt après, il propose un deuxième avant-projet, pour la dérivation de 60 litres par seconde, soit 185 litres par habitant, à l'aide d'une conduite en ciment, pour le prix de 210,000 fr., qu'il abaisse à 140,000 francs, si on veut se contenter de 24 litres d'eau, soit 75 litres par habitant, quantité rigoureusement suffisante.

Enfin, il dépose à l'Hôtel-de-Ville un projet complet, parfaitement étudié, avec devis, mémoires et pièces à l'appui, dans lequel il porte la dépense a 310,000 francs et 470,000 francs avec la distribution des eaux dans la Ville, pour une dérivation de 60 litres par seconde.

Le Conseil, après avoir examiné et fait vérifier ces différents projets s'est prononcé à l'unanimité *pour l'adduction naturelle des eaux de Latour; rejetant avec raison toute adduction au moyen de machines.*

Mais, il a été d'avis que, *tout en adoptant le dernier projet de M. Tur, on ne devait amener que les eaux nécessaires pour satisfaire les besoins actuels du service public et faire face aux premières demandes de la consommation privée, c'est-à-dire 30 litres par seconde, se reservant d'augmenter ce volume au fur et à mesure des besoins de la cité et des concessions demandées.*

Pour se convaincre de la sagesse de cette délibération, on n'a qu'à consulter l'opinion des hommes les plus compétents, et l'on verra que tous se prononcent sans hésitation pour l'adduction naturelle des eaux.

Une adduction naturelle amène en effet l'eau

d'une manière continue, régulière, sans secousse pour les tuyaux, ne nécessite qu'un entretien peu coûteux, permet d'employer des tuyaux en ciment, qui réunissent la solidité, l'économie, la durée, et n'altèrent pas la pureté de l'eau.

L'adduction naturelle, bien établie, triomphe de tous les obstacles, résiste à tous les bouleversements, traverse les siècles et assure le bien-être et la prospérité de la cité qui a eu le courage, la volonté et la force de réaliser un projet souvent gigantesque, mais qui finit toujours par être une source de revenus.

L'élévation des eaux au moyen d'une force motrice nécessite des machines qui sont d'un entretien coûteux et se dérangent souvent.

Une machine dure 20 ans en moyenne, au bout desquels on est obligé de la remplacer, soit par usure, soit pour bénéficier des nouveaux perfectionnements ; les tuyaux en fonte qu'elle nécessite coûtent fort cher, ont à lutter contre l'oxydation et les tubercules et supportent constamment les coups de bélier, qui les mettent hors de service dans le même laps de temps.

Ces tuyaux, les seuls qu'on puisse employer à cause de leur force de résistance, cassent souvent à la gelée et donnent un goût ferrugineux à l'eau.

Comme une ville ne peut avoir une interruption dans le service des eaux, il faut toujours deux machines pour parer aux dérangements et aux réparations.

Il faut aussi avoir de bons machinistes, une surveillance continuelle, et faire la part des accidents.

Enfin, ce système d'alimentation grève chaque année le budget municipal et le rend dépendant du plus ou moins de prospérité d'une cité qui doit nécessairement rencontrer, dans un avenir plus ou moins lointain, des crises de toute nature.

Si donc l'adduction naturelle doit traverser les siècles, l'élévation des eaux au moyen des machines élévatoires n'a qu'une existence précaire, et cela seul suffirait pour me faire rejeter ce mode d'adduction; mais au reste, cette question est aujourd'hui résolue dans ce sens, et si je m'y suis arrêté quelques instants, c'est que je sais que dans notre cité industrielle, beaucoup de personnes, voyant le charbon à notre porte, l'eau coulant aux pieds des murs d'une ville qui renferme d'habiles constructeurs dont la réputation s'étend au loin, pensent que nous sommes dans des conditions exceptionnelles de bon marché pour nous servir de machines, et que ce moyen coûtera moins que tout autre. Pour leur enlever cette dernière illusion, il me suffira de citer quelques lignes du rapport sur les eaux d'Alais, de M. Belgrand, ingénieur en chef des ponts et chaussées, chargé du service des eaux de la ville de Paris; c'est une autorité que personne ne pourra certes récuser.

« La source de Latour appartient à la meilleure catégorie des sources calcaires, les plus agréables à boire et les plus saines, de l'avis de tous les médecins; et d'après les renseignements consignés dans le rapport fait au Conseil municipal, ces eaux sont toujours limpides et fraîches. Par un heureux concours de circonstances, elles constituent aussi *la solution la plus économique.*

» En effet, les roues hydrauliques doivent être mises de côté. Nous avons lu avec attention la partie du rapport de M. Tur, qui s'applique à l'emploi de ce moteur, et nous partageons son avis. L'eau du Gardon, en été, n'aurait pas, avec la chute de 2 mètres du moulin neuf, la force nécessaire pour monter l'eau qu'exigent les besoins de la Ville.

» Les machines à vapeur seraient d'un emploi dispendieux. Pour élever le volume d'eau qu'on se propose de prendre à Latour, il faudrait une force de 42 chevaux utiles. Or, d'après les dernières adjudications de machines, celles de Roubaix et Turcoing, une bonne machine élévatoire

coûte par force de cheval utile, 1,700 francs, soit
pour 42 chevaux. . . . .   71,400 fr.
En outre la construction de l'édifice,
    les prises d'eau et autres acces-
    soires coûteraient. . . . .   40,600 fr.
La dépense totale serait donc de . .   112,000 fr.
Ce qui représente, en comptant l'in-
    térêt et l'amortissement à 6 % une
    dépense annuelle de. . . . .   6,700 fr.
A quoi il faut ajouter, pour l'entre-
    tien de l'établissement hydraulique
    et le charbon, environ 900 francs
    par cheval, soit pour 21 chevaux.   18,900 fr.
    Dépense annuelle totale. . .   25,600 fr.

» Les dépenses de dérivation ne représentent
pas une mise de fonds de plus de 300,000 francs,
celles de distribution, qui doivent être les mêmes
dans tous les projets, évaluées à 120,000 francs,
restent à part, et puisque un aqueduc dure éternel-
lement et n'exige pas d'amortissement comme les
machines, l'intérêt annuel doit être évalué à 5 %,
soit à 15,000 francs.

» *Les eaux de source sont donc, à Alais, non
seulement les meilleures, mais encore les plus éco-
nomiques.* »

Le Conseil, retenu par la crainte de s'engager
dans une entreprise inconnue, et par celle de voir
les devis dépassés, voulut attendre les offres des
Compagnies.

Il y eut là un temps précieux perdu, et ce ne
fut qu'en décembre 1866 que le maire put con-
sentir un traité par lequel le concessionnaire,
M. Godfernaux, prenait à sa charge tous les frais
de l'entreprise qui consistait à conduire les eaux
de Latour sur la Maréchale et à fournir à la ville
1,200,000 litres par jour : soit 14 litres par seconde pour le service municipal.

La source de Latour, qui débite 200 litres par
seconde, achetée par la Ville pour la faible somme

de 3,500 francs, lui était cédée à 3,000 francs.

Quinze bornes-fontaines et 60 bouches sous trottoir devaient être établies pour recevoir ces eaux.

Les abonnements particuliers étaient fixés à 18 francs par 100 litres d'eau par 24 heures.

La Ville s'engageait à payer pendant les 50 premières années 12,000 fr., soit 1,000 fr. par 100 mèt. cub. d'eau, et elle pouvait augmenter ce volume jusqu'à 2,500, en payant dans les mêmes proportions.

Ce délai expiré, la Ville avait droit à une livraison gratuite, correspondant à la moyenne de sa consommation, mais elle ne rentrait dans la propriété entière des eaux que la quatre-vingt-dix-neuvième année.

Les délais imposés à M. Godfernaux étant expirés, le traité est annulé, et la Ville rentre en pleine possession de ses droits, qu'elle avait imprudemment aliénés pour quatre-vingt-dix-neuf ans.

La question se trouve donc remise sur le tapis après une nouvelle perte de temps de deux années, toute adduction semble encore ajournée et la discussion peut se produire en toute liberté. De plus, la sécheresse anormale de cette année lui donne un caractère d'urgence et presse la solution d'une question qui dure depuis douze ans et que les habitants de la cité appellent de tous leurs vœux.

IV

Et tout d'abord, je pose en principe :

1° Qu'une ville ne doit pas aliéner sa liberté pendant quatre-vingt-dix-neuf ans et s'exposer aux nombreux et interminables procès qu'entraînent toujours une fourniture d'eau;

2° Qu'une ville ne doit pas transformer en charge une opération qui doit au contraire devenir pour elle une source de revenus;

3° Que l'adduction au moyen de machines ne doit jamais avoir lieu que lorsqu'il y a impossibilité absolue de faire autrement;

4° Que le projet d'adduction des eaux de Latour donne seul une entière satisfaction aux intérêts multiples de la ville et de ses habitants;

5° Qu'une double conduite est utile pour empêcher les interruptions du service, et que le ciment doit partout remplacer la fonte quand le maximum de charge n'excède pas 20 mètres;

6° Que les travaux doivent être solides et durables, et qu'il ne faut pas chercher, tout en réduisant la dépense au strict nécessaire, à faire des économies qui pourraient compromettre une entreprise aussi importante;

7° Enfin, que la réalisation d'une adduction d'eau est indispensable, urgente, et qu'elle doit être en rapport avec les besoins à satisfaire et les finances de la ville.

Voyons quelle est d'abord la situation financière de la Ville :

Sur les 20 centimes additionnels, 9 centimes ont été affectés à un emprunt de 400,000 francs (avec 13,200 francs pris sur les revenus), dont la Ville sera libérée en 1889, c'est-à-dire dans 21 ans ;

6 centimes ont servi à contracter le dernier emprunt de 220,000 francs, qui prendra fin en 1888, c'est à dire dans 20 ans.

Il reste donc 5 centimes disponibles qui produisent (le cent, donne 1,540 fr.) 7,700 fr. On peut ajouter à cette somme un prélèvement sur les octrois de 4,300 francs, puisque, dans le traité Godfernaux, la Ville s'engageait à donner 12,000 fr. par an. — Ainsi donc, cette somme de 12,000 fr. représente un capital de 200,000 francs, avec amortissement au bout de 50 ans, rachetable dans vingt ans, alors que la Ville n'aura plus les autres emprunts à servir.

La souscription pour les fournitures d'eau avait produit, pour 750 hectolitres à 15 francs, — 11,250 fr.; tout porte à croire qu'une nouvelle souscription produirait beaucoup plus, car il y a à Alais 1,800 maisons qui pourraient prendre de l'eau à 15 francs l'hectolitre, ce qui ferait un total de 27,000 fr.; mais en supposant seulement que le produit de la première souscription puisse s'élever à 12,000 fr., cela donnerait encore un autre capital de 200,000 fr., ce qui porterait à 400,000 la somme dont la Ville pourrait rigoureusement disposer pour conduire et distribuer les eaux.

Or, le projet de M. Tur, qui s'élevait primitivement à 470,000 fr. et pour lequel il y a eu une offre de la maison Dumolard et Viallet, de Grenoble, de 450,000 fr., à la condition de substituer le ciment à la fonte, a été réduit par son auteur à 450,000 francs.

Il consiste à conduire 60 litres par seconde, soit 259 litres par habitant, sur la Maréchale, au moyen d'un aqueduc en maçonnerie, et se décompose de la manière suivante :

Conduite d'eau.	276,401,90	
Distribution	119,065,94	450,000 f.
Indemnités de terrain. .	8,000	
Honoraires et imprévu .	46,532,16	

C'est un chiffre encore un peu trop élevé pour les finances de la Ville, d'autant plus qu'on redoute les suppléments de dépense qui accompagnent toujours les grands travaux publics, et la Ville attend un entrepreneur qui veuille bien s'en charger moyennant un chiffre qu'il ne sera pas possible de dépasser; mais voilà douze ans que la Ville attend, et que, comme la pauvre sœur Anne, elle ne voit rien venir.

Cependant, l'heure de l'exécution semble devoir sonner; cette année, la sécheresse est telle dans le Midi, que non-seulement les villes, mais les villages et même les particuliers, songent à se mettre à l'abri du manque d'eau.

Voyons donc si ce grand projet d'adduction ne peut pas, sans nuire à la durée et à la solidité de la canalisation, s'effectuer à meilleur marché.

M. Belgrand a modifié le projet de M. Tur ; il a diminué le chiffre de l'adduction de 32,000 francs, mais il a augmenté celui de la distribution de 42,000 francs, ce qui élève en somme le projet de 450,000 francs à 460,000 francs.

M. Tur lui-même a présenté un second projet qui ne dépasse pas le chiffre de 330,000 f., mais ce projet a été bientôt retiré par son auteur comme ne présentant pas toutes les garanties désirables ; et cela se conçoit, car c'est le même que le précédent, sur lequel on a opéré des économies ; ce n'est donc pas un projet différent, et nous ne devons pas nous en occuper.

Voici donc ce que je viens proposer :

1° Augmenter la pente, qui est insuffisante ;

2° Remplacer l'aqueduc en maçonnerie par des tuyaux en ciment ;

3° Diminuer quant à présent le volume de l'eau à dériver ;

4° Donner les différents travaux en adjudication sous la direction d'un ingénieur ;

5° Porter la profondeur de la tranchée à 1^m.50 au-dessus des tuyaux, condition indispensable pour conserver la fraîcheur de l'eau (1).

L'économie d'une adduction d'eau est principale-

---

(1) Il résulte des expériences faites par M. Pouriau, professeur à l'école de Grignon, que le maximum de la température de l'été étant de 31°.9, celle du sol à 0^m.40 de profondeur est de 21° 5, différence de 10°.4, et à 2 mètres de profondeur la température extérieure étant de 34°.32, celle du sol est de 19°.75, soit une différence de 14°.57.

A quelque profondeur que l'on place les tuyaux, l'eau arrivera moins fraîche qu'à la source, mais de 1^m.50 à 2 mètres, la différence sera peu sensible. A une profondeur moindre, la chaleur solaire traverse la couche de terre et l'eau arrivera chaude en été, froide en hiver.

ment dans la différence de niveau entre le point de départ et le point d'arrivée.

Dans le projet de M. Tur, cette différence n'est que de 2ᵐ 34 ; elle est évidemment insuffisante et nécessite une section de conduite énorme et partant très-coûteuse. Pour augmenter cette différence de niveau, il faut bien se garder de chercher à faire remonter les eaux de la source : ce moyen est toujours dangereux ; mieux vaut abaisser le point d'arrivée ; aussi, en établissant le principal bassin de distribution sur la place Saint-Sébastien ou sur celle de la mairie, nous aurons une pente totale de 14ᵐ.34.

L'étiage de la source étant à la cote de 150ᵐ.34, celle de la Maréchale à 148 mètres, la pente n'est en effet que de 2ᵐ.34 ; tandis que la place de l'Hôtel-de-Ville étant à 136 mètres, la différence sera donc de 14ᵐ.34, — ce qui donne une pente par mètre de 0ᵐ.002 au lieu de 0ᵐ.0003, et permet de substituer des tuyaux à l'aqueduc en maçonnerie.

Or, un tuyau de 30 cent. en ciment, pouvant résister à une charge de 20 mètres, comme dans le cas qui nous occupe, coûte 15 francs et débite 38 litres par seconde avec 10 mètres de pente. — Nous obtiendrons, par conséquent, pour 14 mètres, un débit d'au moins 40 litres par seconde ou 172 litres par habitant, c'est à dire une quantité plus que suffisante, puisque Paris n'a que 10 a 12 litres d'eau potable et qu'on compte généralement 50 litres par habitant. — Notre ville serait encore, après Carcassonne et Dijon, celle qui aurait les plus belles eaux.

D'ailleurs, la commision des eaux était d'avis, tout en adoptant le projet d'une dérivation de 60 litres de *« n'en détourner que la quantité nécessaire pour satisfaire les besoins actuels du service public et faire face aux premières demandes de la consommation privée ; »* or, elle pensait « *que 30 litres suffiraient largement pour atteindre ce but.* » (Rapport de M. Roch.)

Ainsi donc, il reste acquis que le volume de 40 litres est plus que suffisant pour les besoins actuels ; mais alors, pourquoi faire supporter à un budget qui ploie sous ses charges présentes, une amélioration dont les générations futures jouiront seules ?

Il me semble que chaque maison serait suffisamment alimentée avec un robinet à son rez-de-chaussée ; mais si l'on voulait faire mieux et distribuer l'eau à tous les étages, on pourrait facilement établir un petit bassin à une hauteur suffisante, sur la Maréchale ou ailleurs, pour desservir les maisons du haut quartier. Ce bassin serait rempli chaque nuit au moyen d'un tuyau d'ascension en fermant l'ouverture du tuyau d'arrivée, ce qui ne diminuerait pas le débit de l'eau d'une manière sensible.

Si plus tard, quand la ville aura pris un plus grand développement, 40 litres par seconde deviennent insuffisants, il sera facile de rouvrir la même tranchée et de placer un second tuyau à côté ou au-dessus du premier.

Ce travail complètera cette première adduction d'eau, car une double conduite est utile pour assurer, contre tous les dérangements et contre toutes les interruptions, un service qui doit toujours régulièrement fonctionner.

Le supplément de dépense qu'il occasionnera ne consistera que dans le coût des tuyaux et l'ouverture facile d'une tranchée déjà faite ; ainsi donc, pour doubler le volume des eaux et le porter à 80 litres par seconde, il suffira d'une somme de 125,000 francs, qui sera fournie largement par la seule économie des intérêts de cette même somme si elle était inutilement employée aujourd'hui. Ainsi, la commission des eaux était d'avis de faire la dépense d'un projet pouvant conduire 60 litres d'eau, sauf à n'en dériver que 30 ; — il est donc bien préférable de ne payer que la dépense strictement nécessaire pour avoir un volume d'eau suffisant, et de laisser à un avenir lointain, le soin de payer le supplément d'eau dont il aura besoin et s'il en a besoin.

Il y aurait là un capital mort, inutilement enfoui, et cela d'autant mieux, que les finances de la Ville sont aujourd'hui gênées, tandis que dans 21 ans les deux emprunts seront amortis et qu'il y aura 15 centimes additionnels disponibles.

La Ville ne peut se contenter des garanties offertes par une Compagnie et surtout ne doit s'engager envers aucune pour 99 ans, sous peine de procès continuels, de désagréments sans nombre.

La Ville doit faire faire ses travaux elle-même et en donner la direction à un ingénieur, mais pour avoir la certitude de ne pas dépasser les devis, elle devra traiter à forfait et séparément pour tous les divers travaux, tels que tranchées, tuyaux, etc.

C'est le seul moyen de bien faire le travail et de le faire économiquement.

Maintenant, ce projet, qui n'est absolument que celui de M. Tur avec les modifications précédemment indiquées, offre-t-il toutes les garanties de durée et de solidité ?

Il suffira, pour répondre, de dire que les tuyaux en ciment se sont aujourd'hui tellement généralisés que, pour se convaincre de tous leurs avantages, il n'y a qu'à aller voir les travaux que beaucoup d'autres villes ont fait exécuter.

Je ne parlerai pas de mon expérience personnelle, quoique j'aie fait construire 7,000 mètres de tuyaux pour conduire des eaux, avec des charges de plus de 25 mètres, à travers de grandes difficultés de parcours, mais je citerai une note très-intéressante et pleine d'autorité, que m'a communiquée M. Vigouroux, ingénieur des ponts-et-chaussées, directeur des travaux d'adduction des eaux que la ville de Privas vient d'exécuter avec un grand succès.

L'usage des tuyaux de béton de ciment, déjà ancien à Grenoble, s'est propagé du département de l'Isère dans

les départements voisins, notamment dans les villes
de Valence, Annonay, Aubenas et Privas. Les conduites de Grenoble et Valence datent de plus de 15 ans.
Celle d'Annonay, d'une importance d'environ 500,000
francs, a été terminée en 1861. Elle est entièrement en
tuyaux de ciment et robinets de cuivre, parce que les
établissements industriels de cette ville exigent que la
pureté des eaux ne soit pas altérée par la rouille, qui
se produit toujours dans le tuyau de fonte.

Les tuyaux de ciment ont bien d'autres avantages ;
on n'a pas à craindre d'obstruction par la formation de
tubercules ferrugineux. Au lieu de s'user, comme les
tuyaux métalliques, ils vont constamment en durcis-
sant. Les branchements et prises d'eau y sont plus fa-
ciles et beaucoup moins coûteux. Il suffit, pour les
prises, d'y faire un trou au ciseau, d'introduire un
tuyau de plomb et de fermer en mortier de ciment.
Pour les branchements, on les fait en zinc mince, que
l'on entoure ensuite de béton de ciment.

La distribution de la ville de Privas forme un réseau
de conduites qui se coupent tranversalement, de manière que l'eau arrive en chaque point par les deux
côtés opposés.Des robinets d'arrêt et de décharge per-
mettent d'isoler et vider à volonté chaque maille de ce
réseau, quand on veut y établir une prise d'eau, sans
arrêter le service dans les autres quartiers de la
ville. On a déja établi ici plus de 150 prises d'eau
particulières pour l'alimentation des maisons, sans
parler des prises des fontaines publiques. On pra-
tique de temps en temps de nouvelles prises sur
les tuyaux en service depuis plus ou moins longtemps,
soit ici à Privas, soit dans les autres villes précitées,
et jamais, à ma connaissance, on n'a éprouvé la moindre
difficulté. J'ai eu souvent aussi à en faire exécuter sur
des tuyaux de fonte, et je puis certifier que c'est plus
long et plus cher.

La pression permanente, dans les tuyaux de ciment
d'Annonay et de l'intérieur de Privas, varie de 30 à
40 mètres. Les coups de bélier, lors de la fermeture des
robinets d'arrêt n'y ont jamais causé la moindre rupture après les trois premiers mois de service.

Dans la conduite d'Aubenas, où la pression maximum
permanente atteint 80 mètres, dans celle de Privas où
elle dépasse 100 mètres et où il n'y a pas les mêmes
sujétions de pureté qu'à Annonay, on a employé con-

curremment des tuyaux de fonte et des tuyaux de béton de ciment.

Les détails suivants concerneront plus spécialement la conduite et distribution de Privas, faite la dernière, en profitant de l'expérience des autres. Aussi a-t-elle été beaucoup plus économique. Elle aura coûté 200,000 francs quand les réservoirs seront terminés. La canalisation, en charge depuis deux ans, entre dans la dépense pour environ 12,500 francs. La conduite des sources amène de 50 à 20 litres d'eau au minimum par seconde. Le débit sera augmenté de moitié quand on aura recueilli toutes les sources achetées. La distribution en ville comporte une alimentation simultanée de plus de 80 litres par seconde. Les concessions sont faites à des prix variables, selon la quantité, de 7 f. 50 à 0 f. 50 par an pour un hectolitre par jour. Un ménage de moins de 9 personnes a de l'eau à discrétion pour 10 francs par an ; de 9 à 16 personnes pour 15 fr ; de 17 à 24 pour 20 francs. Malgré ce bon marché extraordinaire, les concessions augmentent lentement. Cela paraît tenir surtout à ce que l'entrepreneur des tuyaux de ciment qui a nécessairement le monopole de l'établissement des prises sur ses tuyaux pendant le délai de garantie, rançonne un peu les concessionnaires. Aussi, doit-on arrêter ce délai à la fin de l'année, quoiqu'il ait été stipulé de dix ans par excès de précaution. On est complétement rassuré aujourd'hui sur le bon service des conduites. Une prise coûte : robinet d'arrêt ou de jauge et bouche à clef, environ 60 francs ; main-d'œuvre, fouille et ciment, 25 francs ; tuyaux de plomb, 1 fr. le kilog. La plupart des concessions sont à robinet libre, service direct à discrétion pour tous les étages. Les grandes concessions pour l'agriculture et l'industrie sont seules jaugées. Le tout ne rapporte encore à la ville qu'un revenu de 5,000 francs par an, mais ne consomme, il est vrai, qu'un volume de moins de deux litres par seconde. On pourrait en vendre cinq fois plus et il resterait encore 150 litres par jour et par habitant pour les usages publics. A Annonay, où tous les mégissiers sont abonnés, le revenu dépasse 22,000 francs par an.

La conduite d'eau de Privas traverse en siphon renversé une vallée profonde où se trouvent les mines de fer. La charge est de 103 mètres dans la partie la plus basse. On y a employé sur 2,500 mètres des tuyaux de fonte de 15 cent. de diamètre intérieur essayés à 36

atmosphères. Cette conduite alimente en route les établissements et le village des mines; elle porte 5 robinets d'arrêt et 5 robinets de décharge pour la vider par-
tiellement. La charge atteint 125 mètres quand on
ferme les robinets d'arrêt du fond. Ce luxe de robinets
a été commandé par la crainte d'inonder les mines en
cas de rupture des tuyaux, par le mouvement du sol,
lors du dépilement des galeries. On a aussi employé
exceptionnellement des tuyaux de fonte de 20 c., 15 c.,
10 cent. et 6 cent., sur quelques points de la distribution en ville pour souder les robinets de fonte aux
tuyaux de ciment ou franchir des accidents de terrain.
Le reste des conduites d'amenée et de distribution, sur
un développement de plus de 12 kil., est en tuyaux de
béton de ciment de 28 cent. à 6 cent. de diamètre intérieur et d'épaisseurs variables suivant les diamètres et
les pressions en chaque point. Les pressions perma-
nentes varient de 15 à 40 mètres. Les tuyaux suppor-
teraient aujourd'hui des pressions beaucoup plus fortes,
comme à Annonay, où elles atteignent 60 mètres. On a
attendu trois mois pour mettre les tuyaux en charge
complète; pendant ce temps, les pressions étaient mo-
dérées par des dégorgeoirs placés de distance en distance, que l'on a supprimés graduellement. C'est une
précaution indispensable.

Les terrassements des conduites en fonte et en ciment ont été faits par un autre entrepreneur aux prix
suivants, diminués du rabais de 16 pour cent.

Déblai de terre ordinaire et remploi en remblai, le
mètre cube 0 f. 85 cent.;

Déblai de rocher tendre, chaussées d'emplacement,
2 f. 25 cent. ;

Déblai de rocher vif, calcaire jurassique, 5 f. 75 cent.

Les tranchées ont en général 1ᵐ.50 cent. de profondeur sur 1 mètre de largeur. Cette profondeur est indispensable pour conserver la fraîcheur de l'eau. La
plupart des tranchées, notamment en ville, ont été ou-
vertes dans le rocher vif. Les empierrements et les pa-
vages ont été refaits en régie.

Le béton de ciment employé pour les tuyaux se com-
pose d'une partie en volume de ciment de Grenoble
(Porte-de-France) 0,80 de sable et 1,20 de pierre cassée
ou gravier de 5 à 5 centim. de diamètre. Le tout est
gâché et coulé en tuyaux continus au fond des tranchées
dans des moules sans fond ni couvercle que traverse
un mandrin en tôle du diamètre à donner au tuyau.

L'entrepreneur commandité par les fournisseurs de ciment a fait un rabais de 25 pour cent sur les prix ordinaires.

Comme on le voit, le ciment offre presque tous les avantages réunis : il joint la solidité à l'économie, sa durée est indéfinie, et les eaux ne reçoivent aucun mauvais goût ; il doit remplacer la fonte qui coûte cinq fois plus, nuit à la pureté des eaux, casse pendant les fortes gelées, s'oxyde et a une durée limitée.

La fonte doit être seulement réservée pour les hautes pressions, celles qui dépassent 60 mètres, et pour l'élévation des eaux au moyen de machines, quand il faut résister à l'ébranlement et au choc que donne le coup de bélier ; mais ici il ne s'agit que de faibles pressions qui ne dépassent pas 20 mètres, alors que l'expérience a démontré à Privas qu'on peut aller jusqu'à 40 mètres, à Annonay jusqu'à 60 mètres.

Arrivons enfin aux chiffres du devis :

7,000 mèt. tuyaux de ciment de 0^m.30 de diamètre intérieur à raison de 15 fr. le mèt.	105,000	
Tranchée de 1^m.50 au-dessus des tuyaux, soit environ 12,000 mèt. cub. à 2 fr.	24,000	140,000 f.
Traversée du Gardon, deux rangées de pieux clayonnés et remplis de béton.	11,000	
Indemnité des terrains, chiffres de M. Tur.	8,000	
Honoraires et imprévus, chiffres de M. Tur. . . .	46,000	54,000 f.
Coût total de l'adduction des eaux.		194,000 f.
A reporter.		194,000 f.

Report. . . . .   194,000 f.

Si à ce chiffre on ajoute
celui de la distribution,
dont je n'ai pas eu à
m'occuper et qui reste à
peu près le même dans
tous les projets . . . . .   119,000 f.

On arrive au chiffre total de   ·   313,000 f.
qui est parfaitement en rapport avec la somme
dont la Ville peut disposer.

Cette somme représente un intérêt de 15,650 f.
au lieu de 12,000 fr. qui étaient payés à M. Godfernaux, soit 3,650 fr. de plus, et abaisse le prix
du litre d'eau, qui était de 857 fr., à 392 fr. —
Mais en échange la Ville aura, au lieu des 14
litres qui lui revenaient, 40 litres, c'est-à-dire au
moins 37 litres pour les fournitures publiques et
3 litres ou 2,500 hectolitres pour les fournitures
particulières.

Or, 1,400 maisons à 15 fr. l'hectolitre ou mieux
2,000 à 10 francs, verseraient une somme de
20,000 francs dans la caisse municipale et non-
seulement amortiraient dans un temps prochain
les sommes empruntées pour l'exécution de ce
travail, mais deviendraient une source de revenus
pour la cité.

Ce résultat n'a rien d'exagéré et doit se réaliser
dans un temps plus ou moins prochain.

Mais, ce qu'il importe quant à présent, c'est que
la lumière se fasse, c'est que nous sortions de
cette impasse dans laquelle nous sommes depuis
douze ans, et que nous ne perdions plus un temps
précieux à vouloir exécuter un excellent projet
dont le seul défaut était de n'être pas en rapport
avec les ressources actuelles.

Il y a vingt ans, ce travail eût peut-être paru
hasardé, l'expérience manquait alors, le ciment
était peu connu, moins bon peut-être; mais
aujourd'hui, il n'y a qu'à regarder autour de nous,
l'épreuve est faite partout.

On peut citer les villes de Grenoble, de Privas, d'Aubenas, de Valréas et tant d'autres ; cet exemple est même suivi par des centres ruraux, par des particuliers.

Conduire les eaux au moyen du ciment est à la portée de tous ; l'abaissement des prix de ce produit des roches calcaires de la Porte-de-France, permet d'aller chercher les eaux à de très-grandes distances, et la sécheresse anormale de cette année a démontré, non-seulement aux villes, mais aux villages et aux particuliers, combien il était avantageux d'avoir des eaux saines et abondantes.

Je ne parlerai pas de mon expérience qui me permet d'affirmer l'avantage de ce moyen d'adduction, mais je tiens à établir la simplicité d'un pareil travail et à prouver qu'il est aujourd'hui à la portée de tout le monde.

La commune de Lablachère, dont j'ai l'honneur d'être maire, est une commune importante, mais son chef-lieu est simplement un village de 429 habitants. — Chacun a son puits ou sa citerne, mais cette année il fallait aller chercher l'eau pour boire à une assez grande distance, et on a été unanime pour reconnaître combien il serait avantageux d'avoir une belle fontaine sur la place publique, où chacun pourrait aller commodément puiser l'eau nécessaire pour son usage journalier.

La source la plus rapprochée était encore à 4,300 mètres, le volume à dériver pour porter à 135 litres par 24 heures la part de chacun, était de 40 litres par minute. Des tuyaux de $0^m.06$ cent. étant rendus suffisants par une pente de 0,011 millim. et une charge maximum de 20 mètres, le devis s'établissait naturellement comme suit :

4,300 mèt. tuyaux de 0.06 à 1 fr. 50. .	6,450 fr.
Tranchées 4,300 m. à 0 fr. 50 c. le mèt. courant.	2,150 fr.
Indemnités de terrain, 800 m. à 0 f. 50.	400 fr.
A reporter. . . .	8,000 fr.

<pre>
                    Report. . . . . . 8,000 fr.
Robinets, fontaines, lavoir. . . . . . . 1,000 fr.
Dépenses imprévues . . . . 1,000 fr.
Achat de la source. . . . . 2,000 fr.
                    Total. . . . . 13,000 fr.
</pre>

Une souscription a été ouverte, comprenant trois catégories, selon le nombre des personnes de chaque ménage et leurs professions. Le prix moyen est de 8 fr. pour 10 années et une journée et demie par an. — Ce qui produit, avec l'aide d'une petite subvention municipale pour les services publics, la somme nécessaire pour mener à bien cette utile opération.

Ainsi donc, si un village peut réaliser une pareille entreprise, s'il trouve des ressources et le moyen de se pourvoir abondamment d'eau malgré un éloignement de 4,300 mètres, et la non réussite des récoltes, comment se ferait-il qu'une ville importante comme celle d'Alais, ne pût pas amener l'eau qui lui est nécessaire et qui lui appartient déjà, à une distance de 7,500 mètres? (La conduite d'Aubenas a plus de 14 kilomèt.)

Mais rassurons-nous, car nous touchons au terme de ce long enfantement, le Conseil municipal est parfaitement disposé, le Maire est dévoué à la chose publique, il aura, je n'en doute nullement, l'énergie et la volonté d'entreprendre une œuvre pour laquelle il faut assumer, il est vrai, une lourde responsabilité, mais dont le succès le dédommagera amplement en lui attirant la reconnaissance sans bornes de ses concitoyens.

Le maire d'Aubenas, M. Mathon, surmonta tous les obstacles accumulés sous ses pas et assura à ses administrés une magnifique fourniture d'eau. — Sa popularité avait un instant fléchi sous les nombreux procès qui se dressaient en face des finances de la Ville, lorsque la mort l'enleva en pleine session au milieu de ses collègues du Conseil général, dont il était membre; sa mort fut un deuil public ; aussitôt toutes les bornes-fontaines de la

Ville se couvrirent de voiles funèbres et chacun vint en sanglotant accompagner à sa dernière demeure cet homme, dont la rare énergie avait su briser tous les obstacles pour réaliser la plus grande amélioration qu'une ville puisse désirer, celle qui est la base de toutes les autres.

Depuis lors, chaque année ce même anniversaire est religieusement fêté, chaque borne-fontaine spontanément transformée en autel, se couvre de fleurs et d'emblèmes pour évoquer le souvenir et vénérer la mémoire de ce bienfaiteur de la cité.

Ainsi donc, pour résumer ce que nous venons d'exposer, nous croyons avoir suffisamment établi que l'adduction des eaux à Alais est urgente, indispensable pour la salubrité publique en présence de l'altération toujours croissante de la nappe d'eau qui alimente les puits de la cité.

Nous pensons avoir démontré que le seul moyen de donner satisfaction à tous les intérêts était de conduire les eaux de Latour, en suivant le projet de M. Tur, modifié pour être mis plus en rapport avec l'état des finances de la Ville, sans cependant nuire aux conditions essentielles de durée et de solidité.

Enfin, nous avons démontré que la Ville pouvait actuellement disposer d'une somme de 400,000 fr. et que le coût total ne dépasserait pas 313,000 fr. tout en réservant les bénéfices futurs de la Ville.

L'adduction est donc possible aujourd'hui, la population entière la réclame et la Ville, en la faisant exécuter sous sa direction, tout en traitant à l'avance pour les différents travaux, afin de ne pas dépasser les devis, gardera non-seulement sa liberté d'action, évitera des procès certains, mais trouvera là le moyen d'accroître ses revenus, d'améliorer la santé publique et d'augmenter sa prospérité.

FIN.

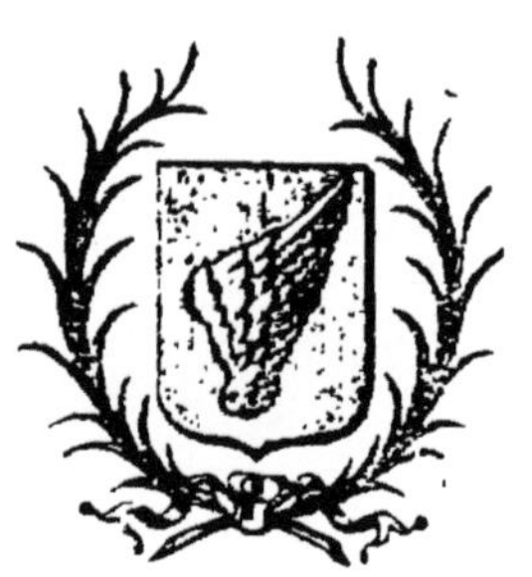

www.ingramcontent.com/pod-product-compliance
Ingram Content Group UK Ltd.
Pitfield, Milton Keynes, MK11 3LW, UK
UKHW022219070726
13613UKWH00004B/1760